Impressum:

Signoroni IT Solutions

Luca Signoroni

Dorfstrasse 34

8834 Schindellegi

Copyright 2020

Dieser Blutdruckpass gehört

Name:

Anschrift:

Telefon:

Meine Medikamente

Im Notfall benachrichtigen

Name:

Anschrift:

Telefon:

Datum	Zeit	Oberstwert Systole	Unterwert Diastole	Puls

Bemerkungen

Datum	Zeit	Oberstwert Systole	Unterwert Diastole	Puls

Bemerkungen

Datum	Zeit	Oberstwert Systole	Unterwert Diastole	Puls

Bemerkungen

Datum	Zeit	Oberstwert Systole	Unterwert Diastole	Puls

Bemerkungen

Datum	Zeit	Oberstwert Systole	Unterwert Diastole	Puls

Bemerkungen

Datum	Zeit	Oberstwert Systole	Unterwert Diastole	Puls

Bemerkungen

Datum	Zeit	Oberstwert Systole	Unterwert Diastole	Puls

Bemerkungen

Datum	Zeit	Oberstwert Systole	Unterwert Diastole	Puls

Bemerkungen

Datum	Zeit	Oberstwert Systole	Unterwert Diastole	Puls

Bemerkungen

Datum	Zeit	Oberstwert Systole	Unterwert Diastole	Puls

Bemerkungen

Datum	Zeit	Oberstwert Systole	Unterwert Diastole	Puls

Bemerkungen

Datum	Zeit	Oberstwert Systole	Unterwert Diastole	Puls

Bemerkungen

Datum	Zeit	Oberstwert Systole	Unterwert Diastole	Puls

Bemerkungen

Datum	Zeit	Oberstwert Systole	Unterwert Diastole	Puls

Bemerkungen

Datum	Zeit	Oberstwert Systole	Unterwert Diastole	Puls

Bemerkungen

Datum	Zeit	Oberstwert Systole	Unterwert Diastole	Puls

Bemerkungen

Datum	Zeit	Oberstwert Systole	Unterwert Diastole	Puls

Bemerkungen

Datum	Zeit	Oberstwert Systole	Unterwert Diastole	Puls

Bemerkungen

Datum	Zeit	Oberstwert Systole	Unterwert Diastole	Puls

Bemerkungen

Datum	Zeit	Oberstwert Systole	Unterwert Diastole	Puls

Bemerkungen

Datum	Zeit	Oberstwert Systole	Unterwert Diastole	Puls

Bemerkungen

Datum	Zeit	Oberstwert Systole	Unterwert Diastole	Puls

Bemerkungen

Datum	Zeit	Oberstwert Systole	Unterwert Diastole	Puls

Bemerkungen

Datum	Zeit	Oberstwert Systole	Unterwert Diastole	Puls

Bemerkungen

Datum	Zeit	Oberstwert Systole	Unterwert Diastole	Puls

Bemerkungen

Datum	Zeit	Oberstwert Systole	Unterwert Diastole	Puls

Bemerkungen

Datum	Zeit	Oberstwert Systole	Unterwert Diastole	Puls

Bemerkungen

Datum	Zeit	Oberstwert Systole	Unterwert Diastole	Puls

Bemerkungen

Datum	Zeit	Oberstwert Systole	Unterwert Diastole	Puls

Bemerkungen

Datum	Zeit	Oberstwert Systole	Unterwert Diastole	Puls

Bemerkungen

Datum	Zeit	Oberstwert Systole	Unterwert Diastole	Puls

Bemerkungen

Datum	Zeit	Oberstwert Systole	Unterwert Diastole	Puls

Bemerkungen

Datum	Zeit	Oberstwert Systole	Unterwert Diastole	Puls

Bemerkungen

Datum	Zeit	Oberstwert Systole	Unterwert Diastole	Puls

Bemerkungen

Datum	Zeit	Oberstwert Systole	Unterwert Diastole	Puls

Bemerkungen

Datum	Zeit	Oberstwert Systole	Unterwert Diastole	Puls

Bemerkungen

Datum	Zeit	Oberstwert Systole	Unterwert Diastole	Puls

Bemerkungen

Datum	Zeit	Oberstwert Systole	Unterwert Diastole	Puls

Bemerkungen

Datum	Zeit	Oberstwert Systole	Unterwert Diastole	Puls

Bemerkungen

Datum	Zeit	Oberstwert Systole	Unterwert Diastole	Puls

Bemerkungen

Datum	Zeit	Oberstwert Systole	Unterwert Diastole	Puls

Bemerkungen

Datum	Zeit	Oberstwert Systole	Unterwert Diastole	Puls

Bemerkungen

Datum	Zeit	Oberstwert Systole	Unterwert Diastole	Puls

Bemerkungen

Datum	Zeit	Oberstwert Systole	Unterwert Diastole	Puls

Bemerkungen

Datum	Zeit	Oberstwert Systole	Unterwert Diastole	Puls

Bemerkungen

Datum	Zeit	Oberstwert Systole	Unterwert Diastole	Puls

Bemerkungen

Datum	Zeit	Oberstwert Systole	Unterwert Diastole	Puls

Bemerkungen

Datum	Zeit	Oberstwert Systole	Unterwert Diastole	Puls

Bemerkungen

Datum	Zeit	Oberstwert Systole	Unterwert Diastole	Puls

Bemerkungen

Datum	Zeit	Oberstwert Systole	Unterwert Diastole	Puls

Bemerkungen

Datum	Zeit	Oberstwert Systole	Unterwert Diastole	Puls

Bemerkungen

Datum	Zeit	Oberstwert Systole	Unterwert Diastole	Puls

Bemerkungen

Datum	Zeit	Oberstwert Systole	Unterwert Diastole	Puls

Bemerkungen

Datum	Zeit	Oberstwert Systole	Unterwert Diastole	Puls

Bemerkungen

Datum	Zeit	Oberstwert Systole	Unterwert Diastole	Puls

Bemerkungen

Datum	Zeit	Oberstwert Systole	Unterwert Diastole	Puls

Bemerkungen

Datum	Zeit	Oberstwert Systole	Unterwert Diastole	Puls

Bemerkungen

Datum	Zeit	Oberstwert Systole	Unterwert Diastole	Puls

Bemerkungen